LADY STEPHENS

ET

DURANDE

OU

LES DISSOLVANTS

DES

CONCRÉTIONS DES VOIES URINAIRES

ET BILIAIRES

PAR

LE Dr J. CORNILLON

MÉDECIN CONSULTANT A VICHY

Ex-Interne des Hôpitaux de Paris

Lauréat de l'Académie de Médecine et de la Société de Chirurgie

Membre correspondant de la Société Anatomique, etc.

EN VENTE

AUX BUREAUX DU *PROGRÈS MÉDICAL*

6, rue des Ecoles, 6

PARIS

LADY STEPHENS

ET

DURANDE

OU

LES DISSOLVANTS

DES

CONCRÉTIONS DES VOIES URINAIRES

ET BILIAIRES

PAR

LE Dr J. CORNILLON

MÉDECIN CONSULTANT A VICHY

Ex-Interne des Hôpitaux de Paris

Lauréat de l'Académie de Médecine et de la Société de Chirurgie

Membre correspondant de la Société Anatomique, etc.

CUSSET

IMPRIMERIE NOUVELLE — SIMON FUMOUX

1881

PREMIÈRE PARTIE

CHAPITRE Ier

Avant d'arriver à l'emploi des eaux minérales alcalines comme lithontriptiques, on a utilisé une foule de préparations empiriques, qui, au premier abord paraissent dérisoires. Mais lorsqu'on examine soigneusement leur composition chimique, on reconnaît très vite que les principes actifs qu'elles contiennent (soude ou potasse) ont une certaine valeur thérapeutique. Avicenne prescrivait la poudre de scorpion contre les douleurs rénales et vésicales occasionnées par des calculs engagés dans les voies urinaires. La cendre de bois était également conseillée contre ce genre de maladies. Les avantages prochains ou éloignés que l'on retirait de ces médications étaient le plus souvent incomplets. Aussi, lorsqu'au commencement du XVIIIe siècle, on connut les succès de Mlle Stephens, en Angleterre, on abandonna, comme toujours, les remèdes usités jusqu'alors pour se rejeter avec fureur sur les boissons, poudres et pilules qui avaient produit tant de merveilles de l'autre côté du détroit.

Mlle Stephens appartenait à une honnête famille de la province de Berskeere ; bonne et intelligente, elle se voua depuis sa jeunesse à soulager les pauvres de son pays. Effrayée par la fréquence de la pierre et de la gravelle, contre lesquelles les ressources de l'art semblaient inefficaces ou insuffisantes ; affligée par les souffrances que ressentaient les individus qui en étaient atteints, elle conçut l'heureuse idée de composer une préparation pharmaceutique destinée à les combattre. Après beaucoup de recherches infructueuses elle s'arrêta à la combinaison suivante : elle composa une tisane avec des feuilles de bardane, camomille et persil, dans laquelle on versait une poudre préparée avec des coquilles d'œufs et des limaçons entiers calcinés, on ajoutait à cela une drogue connue sous le nom de boule savonneuse et qui renfermait du savon d'Alicante, du miel blanc et du cresson sauvage pulvérisé.

La première fois qu'elle essaya ce breuvage, ce fut sur un individu qui souffrait horriblement, depuis bon nombre d'années, de douleurs lombaires aigües produites par la présence de graviers dans les reins. Le résultat qu'elle obtint dépassa toute espérance : au bout d'une semaine les souffrances s'étaient notablement amoindries et en moins de trois mois tous les accidents s'étaient complétement dissipés. Cette guérison inespérée eut un grand retentissement en Angleterre ; aussi, en quelques années, Mlle Stephens avait soigné plus de calculeux qu'un chirurgien n'en traite pendant toute une longue carrière. Elle administrait du reste ses remèdes avec une perspicacité et une intelligence qui lui font le plus grand honneur ; ne se contentant point de les prescrire pendant la durée des accidents douloureux, elle en recommandait encore l'emploi longtemps après la cessation apparente de la maladie, si bien que le traitement se prolongeait au moins pendant trois mois, et dépassait souvent une année. La prise d'une drogue aussi répugnante pendant un laps de temps si considérable, amenait habituellement du dégoût et des phénomènes dyspeptiques variés ; elle suspendait alors la médication jusqu'à la cessation complète de tous ces accidents. Son attention toujours éveillée, lui ayant fait remarquer que chez la plupart de ses malades, il survenait, en outre, une constipation opiniâtre dès les premiers jours du traitement, elle chercha le moyen de la corriger. Elle conseilla pour cela l'usage de pilules composées de savon médicinal, miel blanc et d'une poudre charbonneuse faite avec des semences de carottes sauvages, de bardane contenant de plus du fruit d'aubépine, d'églantier et de frêne avec son enveloppe. Toutes les subtances qui entraient dans cette poudre étaient réduites en charbon en vase clos. Ses pilules produisirent l'effet attendu : les selles se régularisèrent, la constipation cessa.

Cette méthode eut tant de retentissement, que le Parlement anglais fit offrir 5,000 livres sterling à Mlle Stephens, si elle voulait livrer sa recette au public, et si ses remèdes étaient jugés tels qu'elle l'assurait. Convaincue de leur efficacité, elle consentit ; vingt-deux commissaires furent désignés pour en étudier les effets. Tous certifièrent qu'ils étaient persuadés de la bonté de ces préparations contre la pierre et la gravelle, et deux d'entr'eux leur reconnurent même *une vertu dissolvante*. La somme promise fut versée et la recette divulguée sur le champ. — Aussitôt connue, elle fut traduite dans toutes les langues ; les sentiments se partagèrent alors, ce qui arrive ordinairement en pareil cas. Les uns persistèrent à croire qu'il n'y avait pas de dissolvant de la pierre dans la vessie, les autres convenaient que si l'on n'en connaît point jusqu'à présent, ils ne croyaient pas la chose impossible.

On se serait vite mis d'accord si la discussion n'avait porté que sur les termes de l'acte du Parlement; car, bien que cette assemblée eût énoncé d'une façon claire et précise que les remèdes de Mlle Stephens avaient le pouvoir de dissoudre la pierre dans la vessie, personne ne se méprenait sur l'esprit de la lettre; on savait très bien qu'il avait voulu dire qu'ils guérissaient la pierre d'une façon quelconque, indéterminée. Mais on était partagé sur bien d'autres points : les uns nièrent, sans examen, la vertu de ces drogues ; d'autres leur attribuèrent la formation de matières crétacées et pierreuses rendues par les urines, qui augmentait ainsi la gravité de la maladie primitive. Hartley réfuta victorieusement cette assertion ; il prouva même que l'expulsion de ces substances minérales n'était qu'un effet heureux et souhaité de ces remèdes. La question en était là lorsqu'elle fut soumise, en France, à l'appréciation de l'Académie des sciences. La docte société nomma Morand comme rapporteur en le priant d'instituer des expériences qui pussent lui permettre de se prononcer en connaissance de cause.

Dans la séance du 12 novembre 1740, il lut un rapport admirable qui se divise en trois parties. La première est consacrée à la clinique. J'ai réparti, dit-il, en quatre classes les malades chez qui j'ai suivi l'effet des remèdes et j'en ai fait une liste détaillée. Cette liste étant assez longue, je vais en donner une courte récapitulation qui suffira pour l'intelligence de mon mémoire.

« La première classe est composée de cinq personnes qui ont essayé les remèdes pour une affection des reins et de la vessie, autre que la pierre. Ils ont paru faire du bien à ceux qui se plaignaient d'embarras dans les reins, et même *de coliques néphrétiques.* Ils ont augmenté les maux de ceux qui *rendaient des urines purulentes et qui avaient des ulcérations dans les voies urinaires.*

« La deuxième est composée de huit personnes des deux sexes qui ont pris les remèdes pour la gravelle. Deux se comptent absolument guéries, quatre sont soulagées, deux n'en ont retiré aucun fruit ; plusieurs ont rendu des pierres assez grosses.

« La troisième est faite de sept malades qui avaient les symptômes de la pierre, mais n'avaient pas été sondés. L'un d'eux, âgé de 54 ans, a pris la boisson et la poudre pendant trois mois, il ne se ressent plus de ce qu'il éprouvait auparavant. Trois sont soulagés, deux ont rendu des pierres entières, un a jeté des morceaux de pierre en forme d'écaille.

« La quatrième est faite de vingt-deux malades de différents âges, depuis trois ans jusqu'à soixante-dix-neuf, chez qui la pierre a été constatée par la sonde. De ces vingt-deux, il y en a douze que j'ai sondés moi-même et dix par des chirurgiens bien connus. Deux d'entr'eux étant actuellement à l'usage des remèdes qu'ils ne prennent que depuis peu, on peut réduire à vingt ceux qui les ont finis. De ces vingt, il y en a quatre qui ont pris les remèdes peu de temps, et dont l'un s'en est trouvé considérablement soulagé. Deux n'en ont reçu ni bien ni mal ; un, pressé par les douleurs de la pierre, s'est fait tailler et on lui a retiré une pierre molle. Des seize qui en ont pris assez longtemps, il y a onze adultes et cinq enfants. Des onze adultes, trois n'en ont retiré aucun fruit, quatre sont fort soulagés, quatre se comptent absolument guéris. Des cinq enfants, un seul se dit soulagé, les quatre autres ne l'ont pas été du tout, et les pierres extraites ne portent pas de trace de dissolution. »

Si nous résumons en quelques lignes la première partie de ce rapport, nous trouvons que chez les graveleux, il y a eu amélioration dans la moitié des cas, guérison dans le quart et insuccès dans l'autre quart, et que parmi les malades atteints de la pierre, un tiers a été soulagé, un tiers a été guéri, et le reste n'en a retiré aucun bénéfice. Chez les enfants les insuccès sont dans la proportion de quatre à cinq; ce qui revient à dire que ces préparations sont à peu près inefficaces dans le jeune âge.

Passons maintenant à la seconde partie de ce long mémoire, et examinons les effets physiologiques que produisirent les remèdes de Mlle Stephens chez les malades de Morand.

« La boisson savonneuse et les poudres, dit-il, ont causé à plusieurs un mal de gorge qui n'a pas duré ; elles ont excité la toux chez quelques-uns et le vomissement chez d'autres. Ces accidents n'ont pas eu de suite. Il y en a fort peu qui se soient rebutés et plusieurs les ont continués pendant près d'un an.

« En général, *ils ont augmenté les douleurs pendant les premiers jours*. Il y a des malades à qui ils ont rendu la facilité de retenir leur urine, ce qui est d'un assez bon augure.

« Les urines de ceux qui sont à l'usage des remèdes, ont une odeur fortement ammoniacale. Communément, ils ont rendu avec l'urine, dès les premiers temps, des glaires et du sédiment blanc qui, réduit en poudre et mis sur des charbons, rend une odeur fétide, ammoniacale. *Quelques-uns expulsèrent de petites pierres entières comme celles qu'on rejette à la fin des coliques néphrétiques, d'autres, sujets à rendre habituellement de petites substances très rondes et rouges, ont cessé d'en rendre parce qu'ils usaient des remèdes.* Une chose bien essentielle, c'est qu'ils n'ont dérangé chez personne ni l'appétit, ni les digestions, ni aucune des principales fonctions de la nature. »

La troisième partie du mémoire de Morand comprend la série d'expériences qu'il institua avec Geoffroy, pour se rendre compte de l'action chimique des remèdes de Mlle Stephens sur les calculs vésicaux et rénaux. Voici le résumé des recherches auxquelles se livrèrent ces deux savants :

« J'ai scié en quatre une pierre de vessie humaine très solide, de la grosseur d'un abricot. J'ai mis chaque morceau dans un fond de verre, savoir : 1° un morceau pesant 127 grains dans l'urine d'un homme prenant habituellement les boissons et les poudres ; 2° un morceau de 119 grains dans l'urine d'un homme parfaitement sain ; 3° un morceau de 93 grains dans la boisson savonneuse ; 4° un morceau pesant 68 grains dans la dissolution simple de savon en égale quantité à celle de la boule savonneuse ; les quatre morceaux de la même pierre trempaient également dans sa liqueur respective.

« J'ai marqué les vaisseaux et je les ai mis dans un fourneau de sable, à la chaleur d'un feu de lampe à peu près égale à celle de l'urine naturelle dans la vessie. J'ai laissé ces pierres en digestion dans leur liquide pendant un mois en changeant les urines tous les jours et en lavant les pierres dans de l'eau nette, sans les frotter ni les briser, comme avait fait

Hartley. Ils furent pesés au bout d'un mois et trouvés augmentés de poids, hormis celui qui avait été dans la boisson savonneuse. Celui qui avait été dans l'urine d'un homme, à l'usage des remèdes, paraissait piqué de petits creux à sa surface et le vaisseau était incrusté de matières pierreuses très épaisses. Le morceau qui avait été dans la boisson savonneuse me laissa la première écorce dans les doigts et une partie de la seconde, il avait diminué de 12 grains sur 93.

« Je mis ensuite les quatre morceaux sur des cartes et les fis sécher sur le même sable, pendant trois jours, pour dissiper l'humidité dont ils étaient chargés. Les ayant alors pesés, le morceau dans l'urine empreinte de remèdes avait perdu 3 grains sur 127 ; le morceau dans l'urine d'un homme sain avait acquis un grain de plus sur 119 qu'il pesait auparavant ; le morceau dans la boisson savonneuse qui pesait 93 grains n'en pesait plus que 61. Enfin, le morceau dans l'eau de savon avait diminué de 8 grains sur 68.

« Il faut donc reconnaître à la liqueur savonneuse *une vertu dissolvante.* » Et il ajoute plus loin : « Je ne crois pas que les remèdes de Mlle Stephens aient prise sur les pierres mûrales, surtout celles qui sont noires ou de couleur mâchefer. En effet, ces pierres semblent être de tout autre nature que les blanches et crétacées. Je conseille néanmoins, dans ces cas, les remèdes de Mlle Stephens, parce qu'en diminuant les douleurs et en donnant la faculté de retenir les urines, ils procurent des avantages à ceux qui ont peu de temps à vivre. »

C'est par là que se termine le rapport de Morand ; nous allons y ajouter quelques remarques. Cliniquement, les remèdes de Mlle Stephens produisent les mêmes effets que notre Eau de Vichy. Chez les graveleux, ils augmentent les douleurs pendant les premiers jours de leur absorption, amènent même l'expulsion de quelques petites pierres. C'est ce qui arrive ici, communément, au début du traitement thermal ; des malades qui viennent avec tous les attributs de la bonne santé, qui n'ont plus ressenti de douleurs depuis longtemps, sont pris soudainement de coliques néphrétiques, aussitôt qu'ils ont goûté à nos sources. On incrimine généralement la dose d'eau minérale prescrite qu'on regarde comme exagérée ; rien de tout cela n'est exact, c'est l'action diurétique de la boisson alcaline qui occasionne ces accidents.

L'odeur ammoniacale des urines que signale Morand dans son rapport, rappelle celle qu'on observe chez les gens qui font usage de nos Eaux. A Vichy, elle se manifeste dès les premiers jours de la cure pour se continuer pendant toute la durée de la saison thermale et disparaître dès qu'on a cessé la boisson alcaline. Bien que Morand garde le silence sur ce dernier point, il doit en être de même pour les remèdes de Mlle Stephens. C'est, du reste, un phénomène sans grande valeur séméiologique.

Expérimentalement, les remèdes anglais produisent les mêmes réactions, amènent les mêmes résultats que les alcalins ; les uns et les autres, ils dissolvent les calculs d'acide urique et respectent ceux qui ont une autre constitution. Examinons : tous les fragments de calculs, dit Morand, qui avaient touché à la boisson savonneuse ; celui qui avait été imprégné par l'urine d'un homme ayant fait usage des remèdes de Mlle Stephens avaient diminué de poids.

Seul, le morceau qui avait été placé dans l'urine d'un homme sain, avait conservé son poids et ses attributs ordinaires. Il faut donc, ajoute Morand, leur reconnaître *une action dissolvante*. (1)

La science profita moins qu'on était en droit de l'espérer, des recherches consciencieuses auxquelles s'était livré le célèbre rapporteur de l'Académie des sciences. Car, à l'époque où vivait Morand, la nature des calculs urinaires n'était pas connue ; il était difficile d'établir pour quel motif les remèdes de Lady Stephens dissolvaient certaines concrétions, tandis qu'ils en épargnaient d'autres.

On en était là, lorsqu'en 1776 le Suédois Scheele publia son travail sur les calculs urinaires. D'après lui, tous les calculs qu'il avait analysés étaient composés d'une matière concrète, qu'il appela acide lithique. Il reconnut, en outre, que cette substance était soluble dans les lessives alcalines, que l'urine humaine la contient toujours en quantité variable, et qu'elle s'en sépare souvent par l'effet du refroidissement sous la forme d'un sédiment rouge-brique. Avec ces données, le problème de la dissolution expérimentale des concrétions d'acide urique était posé et résolu. Les progrès de la chimie, en permettant aux médecins de substituer, pour ce travail de destruction, les eaux minérales naturelles aux agents pharmaceutiques, ont créé par la suite un élément de thérapeutique que les attaques intéressées ne pourront *jamais amoindrir*.

Les premiers essais de dissolution des concrétions rénales et vésicales, au moyen des eaux alcalines naturelles datent de 1837. Chevallier ayant entendu

(1) Extrait du *Vichy-Médical*.

parler des merveilleux effets des Eaux de Vichy dans la gravelle, voulut se rendre compte de ce qu'il y avait d'exact dans ces assertions. Il vint habiter pendant plusieurs mois notre station thermale, et institua une série d'expériences avec l'eau de la Grande-Grille, du Puits-Chomel, du Puits-Carré. Il se servit de ces trois sources parce que leur température se rapprochait de celle de la vessie. Il plaça des calculs d'acide urique, d'oxalate de chaux, de phosphate ammoniaco-magnésien dans des sacs en tulle de coton, et les fit séjourner pendant une semaine environ dans l'eau minérale. Au bout de ce temps ces diverses concrétions étaient, les unes dissoutes (calculs d'acide urique); les autres désagrégées (ammoniaco-magnésiens); enfin les dernières (oxalate de chaux) étaient légèrement attaquées.

A la même époque Petit se livrait à des recherches semblables. Il scia des calculs d'acide urique, d'oxalate de chaux, et ammoniaco-magnésiens. Ayant ensuite renfermé ces calculs séparément dans un petit panier d'osier, il les plongea dans la fontaine de la Grande-Grille ; chaque panier étant placé dans un vase destiné à recevoir les parcelles du calcul qui pouvaient se séparer. Tout était disposé pour que l'eau put se renouveler autour d'eux. La chaleur de l'eau de la Grande-Grille qui est de 38° environ, plaçait ces calculs dans des conditions à peu près semblables à celles dans lesquelles ils se trouvaient dans la vessie. La durée du séjour varia entre 18 et 30 jours. Voici les résultats qu'il obtint : ceux d'acide urique qui pesaient ensemble 118 gr. 50, perdirent en 27 jours 63 gr. 95 soit 53 0/0 ; ceux de phosphate ammoniaco-magnésien qui pesaient ensemble 97 gr. 55 perdirent 58 gr. 75, soit 60 0/0; ceux d'oxalate de chaux conservèrent le poids qu'ils avaient avant l'expérience.

Dès que ces faits furent connus, une violente polémique s'engagea dans la presse : les uns admirent avec Petit l'action dissolvante des Eaux de Vichy sur les calculs urinaires; les autres, composés en grande partie des chirurgiens lithotriteurs furent d'un avis opposé. Ces controverses décidèrent Petit à demander au Ministre de l'Agriculture et du Commerce de faire contrôler ses expériences par une Commission prise dans l'Académie de Médecine. Cette demande fut agréée, et la savante assemblée nomma pour cet objet : Husson, Blandin, Ossian Henri, Bricheteau et Berard; ce dernier fut chargé du rapport, dont voici les parties les plus importantes :

« Nous avons fait immerger plusieurs calculs de nature différente dans des quantités déterminées d'eau minérale, tenue sans cesse à une chaleur de 35 à 45 degrés centigrades. L'un était constitué par de l'acide urique pur, l'autre par du phosphate de chaux et du phosphate ammoniaco-magnésien, enfin le troisième par de l'oxalate de chaux.

« Ces calculs ont été soumis isolément à l'action d'un litre d'eau minérale pendant quinze jours, et le liquide, à cette époque, fut remplacé pendant quinze nouveaux jours par une nouvelle dose semblable que l'on répéta une troisième fois. Chaque calcul avait donc subi le contact de trois litres d'eau minérale de Vichy ; séchés alors, ils furent fixés, et le liquide tiré à clair, filtré, fut analysé à part. Le calcul urique avait perdu 37 p. 0/0 de son poids, celui qui était constitué par du phosphate de chaux et du phosphate ammoniaco-magnésien 29 p. 0/0.

Enfin celui d'oxalate de chaux et acide urique mélangés 17 p. 0/0.

« La dissolution plus ou moins complète de ces calculs avait donc eu lieu par l'action prolongée de l'eau de Vichy sur eux. »

Cette dissolution s'opère avec quelques phénomènes qu'il est bon de rapporter. Après quelques jours d'immersion dans l'eau minérale, les calculs, ceux principalement où dominent l'acide urique et l'oxalate d'ammoniaque deviennent blanchâtres, opaques, à leur surface et dans les parties qui indiquent les couches concentriques. Bientôt après cette surface se fendille, et il se détache une matière blanchâtre en petits feuillets qui se précipitent au fond du vase ; cette matière recueillie, est formée d'urate de soude ; l'action étant continuée ainsi sur le calcul, de nouvelles croûtes se détachent et se précipitent, ou se dissolvent en partie dans l'eau surnageante.

Le calcul devient alors friable et souvent très facile à briser. Quelquefois même, il se fendille naturellement, parce que l'eau minérale, en s'infiltrant entre les couches qui le composent, y gonfle en partie le mucus, puis en dissout une certaine quantité et réagit aussi sur les principes de ce calcul, pour fournir de nouvelles combinaisons, qui, par leur arrangement, tendent à en écarter les molécules.

Comme les concrétions d'acide urique, les calculs ammoniaco-magnésiens et de phosphate de chaux se désagrègent dans l'Eau de Vichy ; mais le résidu conserve la composition du calcul lui-même. Il ne se produit donc point dans ces cas de réaction chimique. Au reste, dans l'eau ordinaire on observe la même segmentation ; ce qui n'a pas lieu pour les concrétions d'acide urique.

Quant aux calculs d'oxalate de chaux, ils m'ont toujours paru inattaquables par les solutions alcalines.

Leroy d'Etiolles, qui ne croyait pas à la dissolution des concrétions urinaires par les boissons alcalines ou autres, ne fut pas satisfait du rapport de la Commission de l'Académie de Médecine. Il pria alors l'Académie des Sciences d'étudier à nouveau la question. Déférant à son désir, cette assemblée nomma pour cela Gay-Lussac et Pelouze. Ce dernier fut chargé de la rédaction du rapport. Dans l'exposé qu'il fit, en 1842, ce chimiste reconnut qu'ayant soumis des calculs urinaires à l'action de la Grande-Grille, il avait obtenu à peu près les mêmes résultats que Chevallier, Petit et la Commission de l'Académie de Médecine.

Mais, tout en admettant l'efficacité des Eaux de Vichy dans la gravelle, il ne lui semblait guère possible que sur le vivant on put obtenir la dissolution de certains calculs urinaires et que, dans quelques circonstances, *il était bien certain que les boissons alcalines déterminaient des dépôts calculeux dans la vessie.*

Les expériences auxquelles je me suis livré, ces dernières années, m'ont donné des résultats identiques à ceux qu'obtint l'Académie de Médecine en 1842. Et comme ces expériences ont un certain caractère d'actualité, je vais les décrire dans leur entier.

Le 14 novembre 1876, je mis un gravier d'acide urique de 16 centigrammes, dans 200 grammes environ d'eau des Célestins; tous les cinq jours, jusqu'au 4 décembre, je renouvelai l'eau alcaline, en ayant soin d'agiter chaque fois. — A dater du 27 décembre, je renouvelai tous les deux jours et déplaçai le gravier qui disparut entièrement le 8 janvier 1877.

Le 17 novembre 1876, je mis trois graviers d'acide urique ronds, de la grosseur d'une tête d'épingle dans une tasse à café d'eau des Célestins que je renouvelai tous les trois jours ; le 2 décembre suivant ils étaient *dissous*.

Le 28 décembre 1876, je répétai cette expérience sur trois autres graviers d'acide urique, de même forme et de même dimension, en changeant fréquemment l'eau ; le 12 janvier suivant, ils avaient disparu.

Enfin, le 5 janvier 1877, je mis un gravier d'acide urique pesant cinq centigrammes dans un litre d'eau des Célestins. Pour empêcher le gravier d'être immobile, je changeai l'eau du vase plusieurs fois par jour ; le 4 février, il ne restait rien du gravier.

Voici comment s'opère cette dissolution ou plutôt cette désagrégation : vers la fin du premier septénaire, il se forme à la surface du gravier ou du calcul, de petites élevures blanches, molles et faciles à détacher. Ces dépôts se réunissent peu à peu et si on n'a pas le soin d'agiter le liquide, ils forment une tunique autour du gravier. Cette enveloppe prend à la longue de la consistance et de l'épaisseur ; mais si on a la précaution d'agiter le mélange et de le renouveler fréquemment, cette enveloppe se fendille et se détache en fragments blanchâtres qui tombent au fond du vase. Au bout d'un ou deux mois et même moins (selon la grosseur du fragment employé dans l'expérience), le calcul ou le gravier d'acide urique a disparu laissant à sa place ces petits fragments crayeux dont nous venons de parler et qui sont constitués par de l'urate de soude.

La désagrégation des concrétions d'acide urique, au moyen de l'Eau alcaline de Vichy me paraissant indiscutable, j'ai voulu compléter ces recherches en vérifiant les résultats récemment obtenus par Roberts. Rappelons en quelques mots les expériences qu'il a faites, avec les procédés dont il s'est servi. Au lieu d'Eau de Vichy ou de bicarbonate de soude, c'est le bicarbonate de potasse qu'il employa. Il remarqua que 12 gr. de carbonate de potasse dans une pinte d'eau sont sans effet sur les calculs d'acide urique ; 8 gr. ne donnent pas de meilleurs résultats ; 6 gr. par pinte dissolvent 3 0/0 d'un calcul en 24 heures ; 3 gr. — 20 0/0 ; 1 gr. 50 — 11,9 0/0 0 gr. 50 — 6,5 0/0 ; 1 gr. 05 — 1,2 0/0.

Il se demanda ensuite si ce pouvoir dissolvant des solutions moyennes de carbonate de potasse ne serait pas augmenté par le fait d'un écoulement continu à la surface des calculs, et il obtint sur ce point des résultats tout aussi nets. Ainsi, il constata que tandis que 15 pintes d'eau contenant chacune 1 gr. 50 de carbonate de potasse ne dissolvent que 13 0/0 d'un calcul ; 8 pintes avec écoulement continu en dissolvent, en 24 heures, 15 0/0 ; 6 pintes dans les mêmes conditions, 10 0/0, et 4 pintes, 9 0/0 (Lécorché). Il s'en suit d'après Roberts que les solutions moyennes de bicarbonate de potasse ont un pouvoir dissolvant plus grand que les solutions fortes ou faibles.

A l'aide d'un appareil à écoulement continu et régulier nous avons obtenu des résultats tout à fait opposés : 3 litres d'eau contenant chacun 15 gr. de bicarbonate de potasse ont dissous, en 72 heures, 31,97 0/0 d'un calcul d'acide urique. Tandis que 3 litres d'eau avec 5 gr. de bicarbonate de potasse par litre n'en ont dissous que 27 33 0/0, dans le même laps de temps, et que 3 litres d'eau contenant chacun 1 gr. 50 de bicarbonate de potasse n'en ont dissous que 11,92 0/0.

Ainsi dans nos propres expériences les solutions les plus fortes de bicarbonate de potasse ont eu un pouvoir dissolvant beaucoup plus grand que les solutions moins concentrées.

En vase clos, la dissolution des concrétions d'acide urique est plus lente, cela va de soi ; mais toujours les solutions alcalines fortes ont une action plus énergique que les solutions moyennes ou faibles.

CHAPITRE II

Sur le vivant, les eaux minérales alcalines artificielles ou naturelles dissolvent les graviers d'acide urique contenus dans les reins, en produisant dans les liquides de l'économie, des réactions chimiques absolument identiques à celles que nous avons vues s'opérer en vase clos. — Toutefois, au point de vue des doses à employer chez le malade, il faut tenir compte des idiosyncrasies et des conditions particulières de l'organisme, bien qu'il soit nécessaire que les urines soient constamment dans un état d'alcalinité suffisant.

Administrés à faible dose, les carbonates alcalins sont sans action appréciable dans la gravelle urique. En effet, une fois arrivés dans l'estomac, ils se transforment en chlorures au contact de l'acide chlorhydrique du suc gastrique, et l'urine conserve son acidité ordinaire. A haute dose, ils ne peuvent se transformer que partiellement en chlorures dans l'estomac ; la majeure partie est absorbée en nature. Le sang devient alors plus alcalin et les urines, d'acides qu'elles sont normalement, deviennent neutres puis alcalines. Ainsi, les bicarbonates de soude et de potasse pris aux doses de 5 gr. par jour en deux fois, aux deux principaux repas, sont impuissants à rendre alcaline la réaction générale de l'urine, c'est-à-dire de la totalité de ce liquide recueilli dans la journée. Elles ne sont alcalines qu'à certains moments ; par exemple, deux ou trois heures après les repas et d'une manière temporaire. Toutefois, le bicarbonate de potasse peut rendre légèrement alcaline la réaction générale des urines, lorsqu'il est ingéré chaque jour, au déjeûner et au dîner, à la dose de 3 gr. chaque fois (Rabuteau).

Cette règle n'est pas applicable à tous les cas. A Vichy, deux verres d'eau minérale pris le matin, à jeun, suffisent, le plus souvent, pour rendre l'urine alcaline jusqu'au déjeûner. En absorbant la même quantité de ce liquide dans l'après-midi, l'alcalinité de l'urine se maintient durant toute la journée. Si avant de se coucher, on prend un cinquième verre (ce qui correspond en tout à 5 gr. de bicarbonate de soude dans les 24 heures), l'urine reste alcaline d'une façon permanente. Dans les cas où l'acidité de l'urine tend à reparaître dans la matinée ou dans l'après-midi, il n'est point nécessaire d'augmenter la dose d'eau minérale à l'intérieur, il suffit de plonger le malade dans un bain alcalin pendant une demi-heure: au bout de 20 minutes l'alcalinité de l'urine a reparu.

Dans la gravelle urique, si les doses faibles d'Eau de Vichy sont inefficaces, les doses fortes et fréquemment répétées sont nuisibles parce qu'elles n'agissent que mécaniquement et ne débarrassent les calices ou les bassinets des sables et graviers qu'ils renferment, qu'en entraînant ces concrétions au dehors, au prix des plus vives souffrances. Dans ces cas, c'est un simple lavage qu'on opère, la dissolution du gravier urinaire n'ayant pas le temps de se produire, à cause de la vitesse du courant. C'est un écueil qu'il faut éviter.

Le procédé chimique au moyen duquel s'opère, dans l'économie, l'alcalinité de l'urine, chez les individus soumis au traitement par les alcalins, est des plus simples. A l'état normal, l'acidité de l'urine provient de la présence du phosphate acide de soude, de l'urate acide de soude, enfin de faibles proportions d'acide urique libre.

Sous l'influence de la médication alcaline le phosphate acide ne se forme pas. Quant à l'urate acide de soude, la question est plus complexe : il est certain que celui qui se produit est entièrement à l'état de sel neutre ou basique ; mais, en outre, il s'en forme une moins grande proportion que normalement. Quant à l'acide urique libre, il est excrété à l'état de sel neutre ou basique de soude, ou bien il ne se forme pas. D'où provient cette particularité ? Elle vient de ce que les alcalins en favorisant l'absorption de l'oxygène, font subir aux matières azotées une combustion plus complète, dont le résultat est une production moindre d'acide urique.

Ainsi, après ce que nous venons d'établir, le phosphate acide ne se produisant plus, c'est l'urate basique de soude, qui, bien que sécrété en moins grande proportion, communique dans ce cas l'alcalinité à l'urine.

Nous avons dit plus haut que sous l'influence de l'Eau de Vichy et de ses analogues, l'acide urique diminuait d'une façon très sensible, nous aurions pu ajouter que cette diminution est presque aussi constante, que l'abaissement du sucre dans le diabète. En effet, chez 23 malades, dont le traitement par l'Eau de Vichy varia entre quinze et trente jours, dix-sept fois l'acide urique diminua, cinq fois il augmenta, dans un cas seulement il resta stationnaire. Ces modifications, il est vrai, ne sont pas durables car dès qu'on a supprimé l'usage des alcalins, l'urine ne tarde pas à acquérir ses proportions primitives d'acide urique. Quoiqu'il en soit pour amener la dissolution des graviers rénaux au moyen des alcalins, deux conditions me paraissent indispensables; il faut: 1° que l'urine soit alcaline d'une façon permanente et pendant un laps de temps assez grand; 2° que l'acide urique ait diminué dans de notables proportions.

Des objections nombreuses se sont élevées contre cette manière de voir ; les uns prétendent que les Eaux de Vichy n'ont pas d'action dissolvante dans la gravelle urique ; d'autres, et, ce sont les plus puissants, avancent que les eaux bicarbonatées sodiques fortes sont très nuisibles parce qu'elles transforment à la longue un graveleux en calculeux. Voici sur quoi ils fondent leurs prétentions : « Les phosphates terreux, dit M. Bouchardat, se déposent dans les urines alcalines quelle que soit la cause de cette alcalinité. L'usage, et surtout l'abus des alcalins, bicarbonate de soude de potasse (Vichy, Vals, Carlsbad), favorisent le dépôt des phosphates dans la vessie. » — Cet argument a été invoqué de tout temps par les adversaires de la médication alcaline dans la gravelle urique, notamment par Proust et Marcet ; mais Petit en a fait bonne et prompte justice. Nous citons ses propres paroles : « Quant à la crainte manifestée par quelques chimistes, que l'excès de l'alcalinité de l'urine n'entraîne la précipitation des phosphates de chaux et de magnésie que cette urine contient à l'état de sels acides, je répondrai d'abord que je doute que l'urine des sujets alcalisés, qui, par conséquent, est secrétée alcaline, puisse contenir de ces sels et ensuite, que si elle en contient, les expériences que j'ai faites comme on le verra plus loin, prouvent que dans ce cas, la soude ne les précipite pas. J'ajouterai d'ailleurs que quand bien même ces sels se précipiteraient, on ne devrait avoir aucune crainte qu'ils pussent servir à former des calculs parce que pour cela, il faudrait encore qu'ils rencontrassent une matière muqueuse assez plastique pour leur servir de lien, et que l'alcalinité de l'urine qui tient cette matière muqueuse en dissolution lui ôte précisément cette faculté. »

Les adversaires de la médication alcaline dans la gravelle urique s'apercevant combien était faible l'objection de Proust, de Marcet et de M. Bouchardat, se retranchent derrière le rapport de Pelouze et Gay Lussac à l'Académie des Sciences (1841) ; en voici la teneur : « Certains réactifs alcalins, en neutralisant les acides libres de l'urine, favorisent la formation de calculs de phosphate et de carbonate de chaux et de magnésie. » — Ainsi pour Pelouze et Gay Lussac la médication alcaline ne se borne pas à constituer de simples dépôts phosphatiques, mais encore crée de véritables calculs. Des cas de ce genre, dit le rapporteur, se sont présentés d'après Leroy d'Etiolles, chez des personnes atteintes de catarrhe vésical avec rétention d'urine, qui faisaient usage d'Eau de Vichy.

J'avoue que je ne saisis pas très bien pour quel motif, dans les faits signalés par Leroy à Pelouze et à Gay Lussac, on peut accuser les Eaux de Vichy d'avoir engendré des calculs phosphatiques. Ces conclusions sont d'autant plus surprenantes, que les malades de Leroy d'Etiolles chez qui la diathèse phosphatique s'est manifestée après l'usage des boissons alcalines, étaient atteints de catarrhe vésical et de rétention d'urine. Or, tous les jours on rencontre des calculs de cette nature, chez des gens affectés de cystite chronique qui n'ont jamais bu de l'Eau de Vichy. — Au surplus, si l'opinion de Pelouze et Gay Lussac était rigoureusement exacte, les milliers d'arthritiques qui fréquentent notre station thermale pendant plusieurs années consécutives et qui boivent de l'eau alcaline à domicile, auraient pour la plupart des calculs phosphatiques dans la vessie, au bout d'un certain temps. Il est donc probable que si on a rencontré des calculs phosphatiques chez quelques malades qui avaient fait usage de boissons alcalines, ces concrétions existaient déjà avant l'emploi de ces boissons.

Ces dernières années, M. Debout d'Estrées, médecin à Contrexeville, a réédité les craintes exprimées jadis par Pelouze, Gay Lussac et Leroy d'Etiolles. Il prétend que les alcalins énergiques, et notamment l'Eau de Vichy, sont susceptibles de transformer un graveleux en calculeux, si au moment de la cure, il se trouve de petits graviers dans la vessie. A l'appui de son opinion, il rapporte l'histoire de M. L... d'Aÿ qu'il a vu plusieurs fois avec M. le Dr Leclerc. « Ce malade, homme de quarante ans, robuste et sanguin, voyant après cinq années consécutives d'usage des eaux de Contrexeville, qu'il continuait à rendre des graviers variant du volume d'un pois à celui d'un noyau de cerise, au lieu de chercher par une hygiène sévère, à modifier sa constitution, se rendit, en 1872, à Vichy pour y trouver, disait-il, une guérison radicale. — M. L... ne conserva pas longtemps l'illusion que lui avait procuré l'absence de sable et de gravier dans son urine ; car, en février 1873, il était obligé de recourir à la lithotritie pour se faire débarrasser par le Dr Voillemier, de trois calculs qui s'étaient formés dans la vessie. — Revenu de nouveau, en 1874 et 1875, à Contrexeville, le malade recommença à expulser ses graviers. »

A nos yeux, ce cas n'a pas la moindre valeur —

Car, lorsque M. L... vint à Vichy, après avoir fréquenté Contrexeville sans succès, pendant quatre années consécutives, n'était-il point déjà calculeux? C'est ce que notre confrère ne saurait dire, puisque le malade n'a pas été sondé au moment où il s'est décidé à quitter Contrexeville pour venir demander à nos eaux du soulagement. J'insiste sur ce point car si le cathétérisme avait décelé l'absence de tout calcul après les cures de Contrexeville et qu'après sa saison de Vichy on eût trouvé trois grosses pierres, on aurait pu avec raison incriminer nos sources. — Mais puisque cet examen préliminaire n'a pas été fait, je ne pense pas qu'on puisse attribuer à l'emploi des alcalins, la formation de ces concrétions qui ont été lithotritiées par Voillemier.

L'autre exemple que M. Debout cite à l'appui de sa thèse n'est pas plus concluant. « Il s'agit de la pierre de l'Empereur Napoléon III, que sir Henry Thompson a montrée à notre confrère peu après l'opération. — Ces fragments représentaient environ la moitié de la concrétion dont le volume dépassait celui d'une grosse noix. — On sait que l'opération ne put être terminée et que la lithotritie n'avait fait que la moitié de son œuvre lorsque le malade succomba. Le centre de ce calcul était formé d'acide urique et d'urates, les couches périphériques de phosphates. Le chirurgien anglais est d'avis que les alcalins, l'Eau de Vichy en particulier, ont amené la formation de ces couches périphériques encore augmentées dans les derniers temps par une irritation de la vessie. Celles qui correspondaient à la période de la guerre et des fatigues que l'exercice du cheval devait déterminer chez le malade dans de semblables conditions, étaient comme nous l'a fait voir l'opérateur, irrégulières et rugueuses ; au contraire, les dernières couches qui correspondaient à la période de repos de Willemshohe et de Chislehurst étaient lisses et régulièrement stratifiées. »

Avant d'accuser Vichy d'avoir contribué à la formation des couches périphériques du calcul impérial, il aurait fallu ce me semble que le chirurgien anglais connût exactement le volume et la composition de la concrétion, au début et à la fin du traitement alcalin qui a été suivi en 1862-63-64. — Or, cette donnée indispensable fait absolument défaut. Autre remarque : Parmi les couches périphériques de la concrétion dont l'origine remonte à l'emploi des Eaux de Vichy, les unes sont rugueuses (celles de Sedan), les autres sont lisses (celles de Willemshohe et de Chislehurst). — Je me demande à l'aide de quel procédé sir Henry Thompson est arrivé à déterminer aussi mathématiquement l'époque de la formation de ces couches phosphatiques. — Pour ma part je n'en connais pas. — Aussi, plus je lis cette observation, plus je cherche sur quelle base sérieuse s'appuie ce chirurgien pour attribuer à nos eaux cet accroissement, comme si l'irritation de la vessie, les fatigues du cheval pendant la guerre, la dépression morale et physique après Sedan, n'étaient pas suffisantes pour tout expliquer. — Je crains que ces accusations si mal fondées n'aient été lancées dans le public que pour détourner l'attention sur le résultat déplorable d'une opération exécutée dans les plus détestables conditions.

En somme, nous ne croyons pas qu'un graveleux puisse devenir calculeux en s'alcalinisant au moyen de l'Eau de Vichy. C'est une crainte chimérique ou intéressée. Nous ne croyons pas davantage, et nous avons des raisons personnelles pour cela, que l'emploi prolongé de cette eau minérale puisse amener un jour cette fameuse anémie alcaline qui a été créée par Trousseau et qui est morte avec lui. Au reste, les travaux qui ont été publiés ces dernières années par Gubler et MM. Pupier et de Lalaubie, les communications qui ont été faites à la Société d'Hydrologie par MM. Durand-Fardel et Grellety ne laissent aucun doute sur le peu de fondement de la conception du célèbre clinicien.

Convaincus d'obtenir la désagrégation des concrétions d'acide urique par le traitement alcalin, Petit et Barthez, il y a trente ans, érigèrent cette médication en méthode. Comme tous les doctrinaires ils en exagérèrent l'importance, si bien que, pour eux, tout disparaissait devant l'acide urique. Ils ne s'occupaient plus ni des prédispositions individuelles, ni de la nature du mal, moins encore de la maladie et des complications qu'elle pouvait engendrer. On trouvait de l'acide urique en excès dans l'urine: il fallait le neutraliser à tout prix. Pour arriver à ce degré de saturation, on conseillait parfois des doses énormes d'Eau de Vichy. Petit arrivait facilement à 25 verres par jour, soit à jeun, soit aux repas, avec un ou deux bains. Barthez allait un peu moins loin ; cependant, il conseillait à ses malades, avant de boire aux sources, de vérifier l'état de leur urine au moyen d'un papier de tournesol rougi par un acide, et, si ce papier ne changeait pas de couleur, il faisait augmenter la dose jusqu'à ce qu'il fût arrivé à la teinte bleue. Quant, au contraire, l'urine de la nuit était alcaline, on diminuait sensiblement la dose d'eau minérale de la journée, sauf à l'augmenter le lendemain, si l'alcalinité de l'urine ne se maintenait pas.

Cette manière de procéder fut acceptée avec empressement par les malades qui fréquentaient nos thermes, et cela malgré l'opposition sarcastique de Prunelle qui l'avait décorée du nom de médecine *des petits papiers*. Actuellement, cette pratique est absolument délaissée : Dans la lithiase urique, nous sommes plus modérés, nous ne dépassons guère six verres d'eau de Vichy par jour, pendant toute la durée de la cure. Une fois rentrés chez eux, Petit conseillait à ses malades d'absorber, dans les 24 heures, un ou deux litres d'eau minérale, afin de maintenir l'alcalisation à un taux convenable, et de la rendre absolument permanente. Sans nous arrêter à ce qu'il y a d'exagéré dans cette méthode, nous prescrivons généralement à nos graveleux de boire au commencement de l'hiver et du printemps vingt ou trente bouteilles d'Eau de Vichy, soit en la mélangeant avec le vin, soit peu avant les repas. Il arrive cependant que, dans certaines circonstances, on conseille, durant toute l'année, un grand verre, le matin à jeun, d'eau des Célestins, tant pour favoriser la dissolution des graviers qui ont été épargnés précédemment que pour empêcher la formation de nouvelles concrétions, car dans la lithiase urique, les alcalins, outre leur pouvoir dissolvant, ont, ne l'oublions pas, une propriété anti-diathésique indéniable.

Sous l'influence de cette médication sur place et à domicile, l'acide urique excrété qui forme un dépôt rouge sablé au fond du vase, disparaît rapidement. Il en est de même de l'enduit couleur de brique pilée. Pendant ce traitement, il n'est pas rare de voir de petites concrétions uriques se détacher des reins et sortir à l'extérieur après avoir cheminé péniblement à travers les uretères et la vessie. Lorsque l'alcalinité de l'urine a été suffisamment longue, ces petites concrétions ont presque toujours subi un commencement d'altération chimique. Elles sont friables, fendillées à leur surface, au lieu d'être rouges comme auparavant ; elles sont d'un blanc grisâtre, soit dans leur totalité, soit dans une de leurs parties. Tantôt ce changement de coloration est très apparent, tantôt, au contraire, il n'est appréciable qu'à la loupe ; sans être constant, il est très fréquent ; il n'est pas d'année, en effet, que nous ne soyons à même de l'observer.

En favorisant la désagrégation des concrétions rénales, la médication alcaline supprime peu à peu les manifestations douloureuses de la lithiase urique. Sous l'influence d'un traitement bien ordonné, la colique néphrétique ne tarde pas à diminuer par la suite de fréquence et d'intensité. Ceux qui avaient eu l'année précédente des accès colliquatifs nombreux et violents, voient, après une première saison à nos thermes, le chiffre de leurs accès s'abaisser en même temps que leurs souffrances sont devenues plus tolérables. Après une seconde cure opérée comme toujours dans de bonnes conditions, les crises ne se reproduisant plus qu'une ou deux fois dans l'année, ne sont pas assez fortes pour contraindre les malades à garder la chambre. Après la troisième cure, les coliques néphrétiques cessent ; quand, par hasard elles font leur apparition, c'est à la suite d'un excès de table, ou après une fatigue excessive. Après la quatrième tout se borne à quelques élancements dans la région des flancs et à un peu de pesanteur dans les lombes. Les autres cures ne sont, le plus souvent, que des mesures de précaution. On comprendra sans peine que cette règle souffre de nombreuses exceptions, tenant soit à l'individu lui-même, soit au début plus ou moins reculé de la gravelle, soit à son origine innée ou acquise.

CONCLUSIONS

1° *Indépendamment de leur action anti-diathésique dans la lithiase rénale, les alcalins dissolvent les graviers d'acide urique, en les transformant en urate de soude qui s'élimine peu à peu par l'urine;*

2° *Les dépôts phosphatiques qui peuvent se produire dans la vessie par suite de cette réaction chimique, n'engendrent jamais des calculs ;*

3° *Contrairement à l'opinion de Chevallier, de Petit, les solutions alcalines n'ont aucune action chimique sur les calculs de phosphate de chaux, d'oxalate de chaux et ammoniaco-magnésien ; la désagrégation partielle ou totale qu'on obtient, se produisant également dans de l'eau ordinaire ou distillée.*

DEUXIÈME PARTIE

DURANDE

ET LES

LITHONTRIPTIQUES DES CALCULS BILIAIRES

CHAPITRE Ier

Au siècle dernier, on savait déjà que les douleurs vives survenant brusquement dans l'hypochondre droit, que les vomissements incoercibles concomitants, que l'ictère passager qui en est parfois la suite, constituaient un ensemble morbide spécial : la colique hépatique. Rattachant à juste raison tous ces maux à la marche de petites pierres dures à travers le canal cholédoque, on chercha des agents capables d'en opérer la désagrégation ; mais peu versés dans les connaissances de la chimie, et dans celles de l'anatomie pathologique, ignorant la composition exacte des concrétions biliaires, les grands maîtres de cette époque tâtonnèrent longtemps avant de mettre la main sur le véritable lithontriptique.

Borrichius se servait de l'eau chaude ; après lui Hoffmann et Morgagni employèrent l'eau à la température ambiante pour dissoudre les cholélithes. Les résultats heureux qu'ils signalèrent dans leurs écrits ne purent néanmoins entraîner la conviction générale. On pensa que l'un et l'autre avaient expérimenté sur de la bile concrète, et non pas sur de véritables calculs. On avait raison, car la cholestérine n'est point soluble dans l'eau quelle que soit sa température.

Muller prétendait au contraire que l'esprit de nitre dulcifié était le meilleur lithontriptique. Poulletier de la Salle préconisait l'esprit-de-vin. Dans une communication qu'il adressa à la société Royale de médecine, en 1777, il avança qu'en faisant filtrer de l'esprit-de-vin chargé de la matière des concrétions biliaires, il avait trouvé une grande quantité de sels qui ressemble beaucoup au sel sédatif. Il ne vit point de substance semblable dans les concrétions biliaires des bœufs.

Ce moyen a été employé rarement sur le vivant, et c'est heureux; car l'absorption d'une certaine quantité d'alcool n'est pas sans danger dans les affections du foie. Au reste, la valeur dissolvante de ce liquide, est insignifiante, ainsi que nous le verrons plus loin.

Boerhaave, vantait l'huile essentielle de térébenthine; Valisnerius, le mélange d'alcool et d'essence térébenthine. A des degrés divers, tous ces agents étaient de réels dissolvants des concrétions biliaires; mais il était réservé à Durande, médecin à Dijon, de composer le lithontriptique le plus efficace, en associant l'éther à la térébenthine.

C'est en 1773, qu'il publia sa découverte dans les éléments de chimie de Dijon (tome III, page 322), et qu'il remit son mémoire sur les coliques hépatiques à l'Académie de cette ville. A cette date, il se servait de l'éther et de l'esprit de térébenthine par parties égales, mais bientôt il s'aperçut que son remède était répugnant, qu'il déterminait de la cuisson au pharynx et le long de l'œsophage, et qu'il engendrait des troubles gastro-intestinaux redoutables. En 1774, il le modifia, et annonça dans la *Gazette de Santé* n° 21, qu'il suffisait de deux gros d'esprit de térébenthine avec trois gros d'éther dans un flacon bien bouché, pour amener la dissolution des concrétions du foie. C'est ce dernier mélange qui porte actuellement son nom.

CHAPITRE II

Dans une note adressée à la Société Royale de médecine, en 1779, Durande cite plusieurs observations où la vertu fondante de son remède est très nettement constatée. Dans la première, la jaunisse était périodique et s'accompagnait de douleurs vives dans l'hypochondre droit ; dans la deuxième, le malade rendait des matières crétacées par le fondement ; dans la troisième, il y avait une *obstruction du foie* avec un teint jaune foncé ; dans la quatrième, les douleurs dans la région du foie étaient vives, et la cuisse droite était engourdie. Dans tous ces cas le mélange d'éther et de térébenthine fit merveille, employé concurremment avec le lait qui est nuisible, dit Durande, lorsque la bile est épaisse avec relâchement des conduits biliaires, mais qui est très utile lorsqu'il y a chaleur dans la région du foie et acreté de la bile.

Dans une communication qu'il fit à la Société

Royale de médecine, à la même époque, Durande établit les règles de son traitement des calculs biliaires. Avant d'employer, dit-il, un remède aussi échauffant, il faut user de tous les moyens propres à diminuer la chaleur. On saignera et on prescrira deux bains par jour. Le malade absorbera ensuite chaque matin un cinquième de ce mélange et quelquefois un quart. Après la prise de ce remède, Durande donne ou le petit lait ou l'eau de veau. Les sucs d'herbes rafraîchissantes, les Eaux de Vichy et de Contrexéville, la tisane de racine de bouillon blanc, sont les moyens qu'il réunit souvent au mélange d'éther et d'esprit de térébenthine. Il lui a toujours paru essentiel d'attendre, pour employer les purgatifs, que les concrétions fussent dissoutes, sans cette précaution, on s'expose à occasionner des coliques violentes. Il arrive souvent qu'après l'usage du remède, le foie conserve de la douleur, et qu'il survient des coliques. Elles cessent à quelques bains, au lait d'ânesse, aux sucs des plantes savonneuses étendus dans le petit lait, aux lavements, ou à l'extrait de laitue épineuse.

La citation que nous venons de faire, et que nous avons copiée textuellement dans les comptes-rendus de la Société de Médecine de Paris, a été tirée du mémoire de Durande sur les calculs biliaires. Tout le monde remarquera, comme nous, que cet extrait manque de clarté dans son ensemble. Bien que l'auteur s'évertue à mettre en relief les propriétés lithontriptiques de l'association de térébenthine et d'éther, le traitement qu'il emploie préalablement, les précautions qui accompagnent et suivent l'administration de son remède, font naître le doute dans l'esprit du lecteur. Cette obscurité provient-elle d'une reproduction infidèle du texte de Durande par le secrétaire de la Société de Médecine? C'est ce que nous ignorons ; quoiqu'il en soit nous préférons de beaucoup l'extrait que Trousseau et Pidoux ont rapporté dans leur traité de thérapeutique, et qu'ils ont emprunté au mémoire même de Durande, il est simple et clair, le voici :

« Après un long usage d'humectants et délayants (six semaines à deux mois), d'apéritifs doux, on donne le dissolvant des pierres biliaires, à la dose de 4 grammes (un gros), tous les matins, en faisant prendre par-dessus une écuelle de petit lait ou d'eau de veau avec la chicorée, ou de sirop de violettes avec de l'eau pure. Si ce remède agite, s'il échauffe trop les malades, si la région du foie devient douloureuse, on saigne et on continue les bains. On joint au contraire les apéritifs et les toniques les plus doux à ce remède, si l'on s'aperçoit que le foie se gonfle avec très peu de douleur, que les malades sont plutôt appesantis qu'échauffés. On insiste plus ou moins sur ce remède suivant l'ancienneté et l'opiniâtreté de la maladie ; mais assez généralement les malades doivent prendre une livre de mélange d'éther sulfurique et d'huile volatile de térébenthine.

« Lorsqu'il n'y a plus de jaune, ni sur le visage, ni dans les yeux, lorsque la douleur de l'hypochondre cesse de se faire sentir, que le malade n'éprouve aucune anxiété, même après le repas et l'exercice, on conçoit que la santé se rétablit, que le cours de la bile est libre, et qu'il est temps d'employer les purgatifs doux, qui, pour lors, agissent utilement sans causer la moindre douleur, à ceux mêmes qui, avant l'usage du dissolvant, avaient été plus fatigués par l'usage de ces remèdes.

« On doit ensuite s'attacher à prévenir le retour des coliques et empêcher la bile de se coaguler de manière à former de nouvelles concrétions. Les moyens capables de rendre la circulation du sang plus libre dans les vaisseaux de la veine porte, préviendront l'épaississement de la bile. Sous ce point de vue, les apéritifs doux ont leur utilité ; mais le plus généralement la chaleur du foie, l'acrimonie et l'abondance de l'humeur biliaire sont les causes de ces retours de maladie. Tout ce qui rend les urines jaunes et pénétrantes, la bouche mauvaise, l'haleine forte, doit être proscrit comme irritant : aussi les graisses, les salures, l'excès de nourritures animales, les boissons spiritueuses ; les épices, les plantes amères, âcres ou échauffantes, telles que le cresson, les asperges, les artichauts; l'usage trop fréquent des purgatifs, les fatigues, les veilles sont très contraires à ces malades. Mais un régime doux et modéré avec les viandes, surtout les volailles rôties ou bouillies ; les herbages, les farineux, les fruits bien mûrs, les boissons délayantes, telles que le petit lait, la limonade, le citron, l'orange, le tartrate acidulé de potasse, les eaux minérales, les saignées faites à propos, le lait d'ânesse, m'ont paru suffisants pour prévenir le retour de cette maladie, surtout lorsqu'on y joint, à des intervalles très éloignés, de petites doses du dissolvant des pierres biliaires ou que l'on peut même substituer la dissolution de jaune d'œuf dans l'éther, qu'a imaginée Morveau, et qui paraît suffisante pour prévenir la formation des pierres biliaires, ou même pour les dissoudre dans le principe. Ce dernier remède aura l'avantage d'être moins désagréable aux malades. »

CHAPITRE III

La méthode curative de Durande a joui d'une grande vogue, pendant la dernière moitié du XVIIIe siècle et pendant la première moitié du XIXe. Sœmmering, Richter, Lavort en attestent tous l'efficacité. Mais à partir de 1850, elle fut vivement attaquée par Grisolle et surtout par Trousseau. Sans nier l'authenticité des faits signalés par Durande, ce dernier s'efforce dans ses éléments de thérapeutique de démontrer que le plus souvent le diagnostic n'est pas établi d'une façon rigoureuse. Tout ce qu'il accorde à la médication éthérée et térébenthinée, c'est de soulager et de guérir parfois les malades atteints de calculs biliaires. Mais quant à reconnaître à cette médication une vertu dissolvante, il ne peut aller jusque-là. — Dans ses leçons cliniques, page 239, tome III, il est encore plus explicite. « Je rejette, dit-il, ces théories chimiques de la dissolution des calculs hépatiques, comme je rejette celle de la dissolution des calculs rénaux par les eaux de Contrexeville, de Vals, de Pougues ou de Vichy. — Je nie donc que la médecine ait la possibilité d'agir sur les uns et sur les autres quand ils sont formés : Ce qu'elle peut faire c'est de solliciter leur expulsion en activant les sécrétions biliaires et urinaires, dont les produits tendront à entraîner les concrétions qui se sont formées. — Ce qu'elle peut faire surtout, c'est de prévenir le mal, qu'elle est impuissante à guérir, d'empêcher la production des calculs, en soumettant le malade à un traitement régulier. »

Sans refuser aux observations rapportées par le médecin de Dijon, ni l'exactitude de leurs détails, ni la précision du diagnostic, pour quelques-unes d'entr'elles, Trousseau pense qu'avant d'attribuer au mélange d'éther et de térébenthine une propriété lithontriptique non équivoque, il aurait fallu constater un certain nombre de fois, dans la région correspondante à la vésicule biliaire, une tumeur offrant à la palpation une résistance inorganique, une résistance pierreuse; si, dans ces cas, le mélange administré pendant quelque temps était arrivé à déterminer la disparition de la tumeur, on ne concevrait aucun doute sur la valeur dissolvante de cette mixture.

Dans l'état actuel de nos connaissances, ce qu'exige Trousseau est à peu près irréalisable. Il est rare, en effet, même chez les lithiasiques les mieux confirmés, que la vésicule fasse saillie sous la paroi abdominale, forme tumeur. Le fait de Petit, sans être unique dans son genre, ne s'est reproduit que très exceptionnellement. M. Willemin en a vu un tout à fait semblable, et si dans la science il en existe dix analogues ; c'est tout.

Dans son mémoire, Durande rapporte vingt observations de guérison par son remède. Je connais quatre de ces faits pour les avoir attentivement lus. Le diagnostic me paraît exact dans trois cas ; le doute peut être permis dans le quatrième. — Ces malades ayant été soumis au traitement éthéré et térébenthiné, leurs souffrances disparurent pour ne plus se renouveler.

Trousseau pense que dans ces cas, c'est en prévenant le mal, en empêchant la production de nouveaux calculs, en facilitant l'expulsion des anciens, qu'a agi le mélange. Il me semble que si l'action du remède avait consisté à provoquer l'expulsion des anciens calculs, des accidents colliquatifs se seraient manifestés, et à la fin de la cure on aurait trouvé dans les selles des concrétions biliaires. Or, rien de semblable n'est signalé par Durande.

Où les reproches de Trousseau semblent plus fondés, c'est quand il dit : ce qui nous frappe dans les observations du médecin de Dijon, c'est la rapidité de l'action du remède et le caractère de l'élément de la maladie contre lequel cette action paraît surtout se manifester. En effet, c'est au symptôme colique que le remède en question s'attaque principalement, c'est ce symptôme qu'il est en possession de mieux calmer qu'aucun autre moyen.

Il est certain que Durande employait son remède surtout pendant l'accès de colique hépatique, c'est son tort, mais il le conseillait aussi avant son apparition et longtemps après qu'il était terminé. Il supposait sans doute qu'absorbé au moment même de la crise, il pouvait désagréger les calculs engagés dans les conduits excréteurs de la bile, et, par conséquent, il réussissait mieux qu'aucun autre à diminuer la durée et l'intensité des souffrances. Cette erreur est toute naturelle, quand on vit à une époque ou l'anatomie et la physiologie surtout sont si en retard, mais rien ne donne à croire que Durande attribue à son remède une vertu calmante, en dehors de ses propriétés dissolvantes qu'il a en réalité.

Bien qu'il dirige spécialement son attention du côté des calculs biliaires, qu'il cherche surtout et pardessus tout à en obtenir la désagrégation, il veut encore, une fois qu'il la suppose opérée, prévenir le retour du mal. Même alors, Durande ne considère pas son malade comme radicalement guéri ; il veut le mettre à l'abri des rechutes, des récidives. Il semble reconnaître par là que tout n'est pas fini avec la lithiase biliaire, qu'il reste une prédisposition innée ou acquise à combattre contre laquelle le mélange de térébenthine et d'éther est impuissant. Il conseille donc l'usage du petit lait, des herbages, des fruits mûrs ; il recommande les farineux, les eaux minérales de Vichy et de Contrexeville. Quoique le choix des farineux, comme aliment ordinaire, ne soit pas des plus heureux, l'ensemble de son régime laisse peu à désirer. Ces différentes précautions, dit-il, sont nécessaires pour empêcher la bile de former de nouvelles concrétions ; et il a raison. Si, malgré cela, les coliques reparaissent, on revient à l'emploi du mélange de térébenthine et d'éther, dans le cas contraire on ne le conseille que par intervalles éloignés, afin de détruire les cholélithes qui auraient été épargnés précédemment, ou qui auraient pu se former à nouveau.

En associant l'éther à la térébenthine Durande a enrichi la thérapeutique d'un bon médicament. Tout ce qu'on peut lui reprocher, c'est de n'avoir pas songé à masquer la présence de la térébenthine par un corps insipide. Car telle qu'elle sort des officines, sa mixture est un breuvage répugnant, nauséabond. Au bout de deux ou trois jours, elle détermine des éructations désagréables, un sentiment de brûlure au pharynx et le long de l'œsophage. Pour peu qu'on en continue l'usage, il ne tarde pas à survenir des vomissements, de la diarrhée, de l'inappétence et de l'excitation nerveuse qu'il faut par dessus tout éviter.

Afin d'obvier à ces inconvénients multiples, on a

modifié depuis, la formule de Durande, chacun selon ses vues et ses idées. Mais presque toujours, les changements qui ont été introduits ont eu pour résultat l'élimination complète de la térébenthine. Haller associait l'éther à l'opium, Sœmmering et Morveau la remplaçait par un jaune d'œuf; Duparcque par de l'huile de ricin. Martin Solon, fut le seul, dit M. Luton, qui augmenta la proportion de térébenthine par rapport à l'éther.

Dans ces dernières années, Trousseau employait fréquemment la préparation de Durande, chez les cholélithiasiques, bien qu'il ne lui reconnût pas de propriété dissolvante. Mais pour annuler l'action de l'essence de térébenthine sur la muqueuse des voies digestives, il masquait sa présence dans des capsules gélatineuses. Chaque capsule contenait six gouttes d'essence de térébenthine et douze gouttes d'éther. Le malade en prend, deux, trois, quatre, dans la journée; suivant la tolérance on peut en porter la dose jusqu'à dix ou douze dans les 24 heures. On se repose pendant huit jours, et on reprend ensuite pendant quatre, cinq et six mois en alternant toutes les semaines avec les boissons alcalines.

En observant dans ces capsules les proportions de térébenthine et d'éther indiquées par Durande dans sa mixture, Trousseau semble reconnaître à la médication du praticien de Dijon une propriété spéciale dans les calculs du foie.

Le chloroforme mérite une mention toute particulière comme dissolvant des calculs biliaires. On peut même dire que sa découverte a porté un coup fatal au prestige de la préparation imaginée par Durande. L'éther et la térébenthine, l'alcool ont tous été détrônés par lui. Il résulte, en effet, des expériences de

Gubler, Bouchut, Corlieu, que le chloroforme dissout mieux qu'aucun autre agent, les cholélithes constitués principalement par de la cholestérine et de la cholépyrrhine ; ce qui est le cas le plus ordinaire.

Ayant voulu nous rendre compte de ce qu'il y avait de vrai dans les assertions de nos anciens maîtres (Morveau, Durande, Poulletier de la Salle) et de ceux de nos jours (Bouchut, Gubler) nous avons eu recours à l'expérimentation chimique. M. Bretet et moi, après avoir mis six grammes de chloroforme, autant d'éther, d'essence de terébenthine, de mixture de Durande, et d'alcool à 90° dans des flacons séparés, avons placé dans chacun d'eux cinq centigrammes d'un calcul biliaire, dur et composé de cholestérine, de cholépyrrhine, de pigment noir et de mucus. La température du laboratoire a été constamment de 13° ; et pendant tout le temps qu'a duré l'expérience la pression barométrique n'a pas sensiblement varié. Voici ce que nous avons observé : en quinze minutes le chloroforme avait produit une désagrégation à peu près complète du fragment de cholélithe, tandis qu'il fallut trois heures à la mixture de Durande, trois heures et demie à l'éther, et vingt-et-une heures à l'essence de térébenthine pour arriver au même résultat. En vingt-quatre heures l'alcool à 90° n'avait pu en dissoudre que trois milligrammes.

Voir le tableau ci-après:

TEMPÉRATURE DE L'EXPÉRIENCE 13 DEGRÉS

POIDS DU CALCUL 0,05 CHLOROFORME 6 GR.	CALCUL 0,05 ÉTHER 6 GRAMMES	CALCUL 0,05 M. DE DURANDE 6 GR.	CALCUL 0,05 ESS. DE TÉRÉBENTHINE 6 G.	CALCUL 0,05 ALCOOL A 90° 6 GR.
Après 15 minutes Tout est désagrégé, excepté un petit morceauqui persiste encore longtemps.	**id.** Le calcul est peu attaqué, le liquide se colore en jaune.	**id.** Calcul peu attaqué liquide très légèrement coloré.	**id.** Rien.	**id.** Rien.
Après 1 h. 35 Tout est désagrégé, il ne reste que des flocons de mucus plus ou moins colorés.	**id.** Calcul désagrégé, il reste encoredes flocons assez volumineux.	**id.** Calcul désagrégé, il reste des flocons assez volumineux.	**id.** Le calcul paraît intact ; liquide à peine teinté.	**id.** Rien.
Après 3 h. 35	**id.** Il ne reste plus que quelques flocons de mucosités.	**id.** Le résidu est moindre encore qu'avec l'éther.	**id.** Le calcul n'est attaqué qu'à la surface. Liquide assez coloré.	**id.** Rien de sensible.
Après 5 h. 15	**id.** Encore quelques rares flocons.	**id.** Plus rien.	**id.** Le calcul a diminué sensiblement.	**id.** Rien de sensible.
Après 24 heures.	**id.** Encore quelques flocons légers.	**id.** Comme hier.	**id.** Est désagrégé en quelques gros fragments et beaucoup de petits.	**id.** Liquide légèrement teinté. Le calcul a perdu trois milligrammes.

Parmi les lithontriptiques des calculs biliaires le chloroforme occupe incontestablement le premier rang ; la mixture de Durande ne vient qu'en seconde ligne ; l'éther en troisième ; la térébenthine en quatrième ; l'alcool enfin tient la cinquième place.

Bien que le chloroforme soit assurément plus énergique que le mélange d'éther et de térébenthine, ce médicament, a été peu employé dans la pratique usuelle, et n'a jamais donné, dans les cas où il a été prescrit, que des résultats à peu près négatifs en tant que dissolvant des calculs biliaires. Il ressort, en effet, des observations peu nombreuses de Bouchut et autres, qu'administré à l'intérieur dans la cholélithiase, il n'a pu réussir qu'à calmer l'élément douloureux. J'en dirai autant de l'hydrate de chloral ; quant au vin chloroformique, il a disparu de la thérapeutique, presqu'aussitôt qu'il a été inventé. L'application du chloroforme à la dissolution des calculs biliaires reste donc entièrement à faire.

CHAPITRE IV

A côté de la médication de Durande, nous rangerons les alcalins parmi les agents thérapeutiques les plus puissants pour combattre les manifestations morbides des calculs biliaires, et surtout pour en prévenir le retour. Jusqu'ici même, eux seuls ont produit des guérisons durables, authentiques. Sous leur influence, les coliques ne reparaissent que par intervalles de plus en plus rares, diminuant chaque fois de durée et d'intensité, et à la longue elles finissent par cesser surtout quand le sujet est jeune et qu'il s'astreint à un traitement rigoureux. La congestion du foie disparaît en quelques jours, il en est de même de l'empâtement douloureux de la vésicule distendue par des cholélithes ou par de la bile. En même temps, la jaunisse cède très rapidement, les selles deviennent plus colorées, les démangeaisons moins vives ; l'appétit renaît, la digestion s'améliore, la constipation est moins opiniâtre.

L'efficacité des alcalins est si grande dans la cholélithiase, que certains les regardent presque comme des spécifiques. Comment agissent-ils dans cette affection ? Est-ce en provoquant la désagrégation des calculs biliaires ou bien en prévenant leur formation? C'est ce que nous allons examiner.

Petit rapporte un fait qui semble indiquer au premier abord que les alcalins par excellence, les Eaux de Vichy, ont sur les calculs biliaires une action dissolvante manifeste. Il s'agit d'une dame qui, à la suite d'une cure de quelques semaines près de cette station balnéaire, rendit dans ses selles une grande quantité de débris, parmi lesquels on trouva des fragments distincts de calculs biliaires qui en avaient tous les caractères chimiques et qui semblaient être le produit d'une sorte de broiement. Le fait de Petit me semble peu probant. En admettant que les fragments de calculs qu'on retrouva dans les selles de cette malade, fussent réellement des cholélithes en voie de désagrégation, rien n'indique que c'est à Vichy qu'on est redevable de ce résultat, car l'action de nos eaux est lente, insensible, et ce n'est qu'après des mois de repos à la suite de la cure, qu'on observe un effet durable. Or, dans ce cas, c'est peu de temps après son retour chez elle, alors que les alcalins n'ont pas encore pu produire tout ce qu'on peut espérer d'eux, que cette malade, après une colique hépatique des plus vives, rendit par les selles ces débris calculeux. Je crois plutôt, que ces fragments de cholélithes étaient des calculs en voie de formation. Au reste, Petit n'accorde pas à ce fait, le seul qu'il ait observé dans le cours de sa longue carrière médicale, plus d'importance qu'il n'en mérite. Il pense, au contraire, que les calculs biliaires constitués en grande partie par de la cholestérine fixe, ne sont pas susceptibles d'être attaqués par les alcalins ; donc il résulte qu'ils sont ordinairement expulsés tout entiers, sans aucune altération appréciable à leur surface.

Le fait suivant n'est pas plus concluant. M. Willemin avait perçu chez une dame de sa clientèle, fraîchement débarquée à Vichy, la présence de corps durs dans la vésicule biliaire distendue ; vingt jours après, ces concrétions ne s'y trouvaient plus. La tumeur vésiculaire était molle, dépressible, ne contenant plus que du liquide. Aucune crise de colique hépatique n'avait eu lieu dans l'intervalle ; seulement quelques douleurs sourdes avaient paru comme les préludes d'une crise. Il faut donc que ces concrétions aient été dissoutes ou tout au moins désagrégées, ajoute notre confrère, pour franchir presque sans souffrance le canal cystique.

Il ressort de cette citation que sous l'influence de l'Eau de Vichy, les coliques diminuèrent notablement d'intensité chez la malade de M. Willemin, puisque une semaine avant son départ, elles consistaient seulement en quelques douleurs un peu aiguës à l'épigastre, et dans l'hypochondre droit, tandis qu'avant son arrivée les crises duraient en moyenne trois ou quatre heures. Mais rien ne prouve que les calculs contenus dans la vésicule, et qui avaient été sentis à la palpation au début du traitement thermal, aient été réellement dissous, bien que M. Willemin n'ait plus constaté les corps anguleux qu'il avait primitivement observés, huit jours avant la cessation de la cure. Il est possible que sous l'influence des douleurs relativement légères survenues dans l'hypochondre droit et à la région épigastrique, ces concrétions aient été entraînées dans l'intestin pour être expulsées ensuite dans les selles. En passant au tamis les matières fécales de cette malade, après les préludes de crise qu'elle eût à Vichy, M. Willemin pouvait dissiper tous les doutes, lever toutes les hésitations ; mais, comme cet examen indispensable n'a pas été fait, on ne peut pas conclure en faveur de la dissolution des calculs biliaires par l'eau alcaline de Vichy.

Fauconneau-Dufresne prétend au contraire que les alcalins n'agissent pas sur le principe constitutif du calcul, mais sur le mucus et le pigment qui entrent dans sa composition.

Toutes les opinions que nous venons de citer, et bien d'autres que nous nous dispensons de mentionner, ne sont que de simples vues de l'esprit à qui l'efficacité bien reconnue des alcalins dans la cholélithiase a donné naissance. Aucune d'entr'elles, en effet, ne repose sur l'observation rigoureuse des faits cliniques, ni sur l'expérimentation chimique.

Lorsqu'on place un calcul biliaire dans un flacon rempli d'Eau de Vichy, à la température ordinaire de l'appartement, voici ce qu'on observe : dans les trois ou quatre premiers jours, rien de particulier à noter ; mais à la fin de la semaine, surtout si on a soin d'agiter de temps en temps le liquide, il se détache du cholélithe des lambeaux de substance grisâtre. C'est la couche extérieure du calcul, son enveloppe. — Cette matière est constituée par des mucosités, des détritus divers, des cellules épithéliales qui proviennent soit du séjour du calcul dans la vésicule, soit de son passage à travers les intestins. Quant à la substance même du cholélithe (la bilirubine, la cholestérine et les sels biliaires), elle est inattaquée, elle reste entière. Aussi lorsqu'au bout d'un ou deux mois, on retire le calcul du flacon d'Eau de Vichy où il était enfermé, on voit qu'il a conservé sa forme, sa dimension primitive, et si on le pèse, on trouve qu'il a, à peu de chose près, le même poids qu'avant l'expérience. — Cependant, lorsqu'on se sert d'un calcul mou, il se détache ordinairement au bout de quelques jours de petits fragments noirâtres qui tombent au fond du vase. Pour peu qu'on prolonge le séjour dans ce liquide, il se réduit en parcelles extrêmement tenues, il subit une véritable fragmentation.

En plaçant dans de l'eau ordinaire, à la température ambiante, des concrétions biliaires ayant le même poids, la même forme que les précédentes, aussi dures ou aussi molles qu'elles, on observe exactement les mêmes phénomènes qu'avec l'Eau de Vichy : le calcul mou se pulvérise ; de celui qui est dense, résistant, il se détache de larges lambeaux de substance grisâtre. Dans les deux séries d'expériences, c'est un effet de macération qui ne ressemble en rien à la dissolution qui s'opère au contact de la térébenthine, du chloroforme ou de l'éther. Mais ces trois lithontriptiques n'agissent que sur un des éléments de la maladie : le calcul. Expérimentalement ils le désorganisent ; dans l'économie ils arrivent au même résultat lorsqu'ils sont maniés avec habileté et persévérance. Là s'arrête leur pouvoir. Ils n'ont pas, en effet, la faculté de l'empêcher de se reformer, de se reproduire, de telle sorte qu'après un certain temps, le cortège habituel de la cholélithiase revient avec la même intensité que primitivement.

Bien que les alcalins n'aient pas d'action directe, effective sur l'élément même du calcul, cependant ce sont eux qui produisent les cures les plus durables. Les Eaux de Vichy et celles de Vals soulagent toujours et guérissent souvent. — Est-ce à cause de leur spécificité dans les manifestations de l'arthritis, ainsi que le veut Bazin, ou bien est-ce à cause de leur puissance élective sur les sécrétions et la circulation du foie se traduisant chez le lithiasique par la régularisation du cours de la bile, par la déplétion des voies biliaires des calculs qui peuvent y être contenus, et par la diminution rapide et constante de la congestion hépatique, ainsi que le pense mon excellent confrère, M. Sénac ? — Avant de se prononcer, il faut se reporter à la théorie de la genèse des calculs biliaires.

Selon Frérichs, les biles acides sont les seules capables d'engendrer les cholélithes. Cette acidité peut provenir de différentes causes : tantôt d'un ralentissement insolite du cours de la bile ; tantôt d'une alimentation animalisée trop substantielle ; tantôt enfin d'une inflammation de la vésicule, qui a pour effet de déterminer une fermentation acide en présence du mucus secreté dans des conditions pathologiques. — Sous l'influence de cette acidité, les sels biliaires qui maintiennent la cholestérine et la bilirubine à l'état de dissolution se dédoublent et se déposent sous forme de glycocholate et de taurocholate de chaux. La cholestérine et la bilirubine se précipitent alors. Cette dernière, en présence de la chaux, du pigment biliaire et des cellules épithéliales qui se trouvent en grande quantité dans la vésicule, se réunit à eux et forme avec eux le noyau de la concrétion. A son tour, la cholestérine se dépose autour de ce noyau, le calcul est constitué (1). En résumé, d'après Frérichs, ces biles alcalines ou autres ne sont pas susceptibles d'engendrer des cholélithes ; les biles acides seules en sont capables. — Cette opinion, qui repose sur des bases solides, est universellement admise. On devine dès lors comment agissent dans ce cas les alcalins.

Qu'ils soient absorbés en solution ou sous forme d'eaux minérales naturelles, ces médicaments font passer rapidement à l'état alcalin les liquides excrémentitiels et récrémentitiels acides de l'économie — C'est un fait constant. Au bout de trois ou quatre jours de traitement, l'urine arrive à bleuir le papier de tournesol ; en moins de temps la salive acide du diabétique devient alcaline, le suc gastrique du dyspeptique qui a des aigreurs, du pyrosis perd de son acidité, la bile verte et acide du cholélithiasique reprend aussi ses qualités physiques et chimiques normales : elle brunit et devient légèrement alcaline. — Il s'en suit alors que la réaction, dont nous avons parlé tout à l'heure, n'a plus de tendance à se produire. L'acidité faisant défaut, les sels biliaires ne se dédoublent pas, et par conséquent la cholestérine

(1) Voir Charcot. — *Leçons sur les maladies du foie, des voies biliaires et des reins.* — 1877.

et la bilirubine se trouvant maintenues en dissolution dans la bile ne se déposent pas dans la vésicule pour constituer des calculs.

En attribuant aux alcalins, et à l'Eau de Vichy en particulier, la propriété de dissiper chez les cholélithiasiques la congestion du foie, de régulariser le cours de la bile, etc., M. Sénac est dans le vrai, mais son explication a besoin d'être complétée. A notre avis, c'est parce que les alcalins empêchent la genèse de nouvelles concrétions biliaires que le foie peut reprendre librement ses dimensions premières, que le cours de la bile se rétablit, qu'enfin les coliques hépatiques ne reparaissent plus qu'à de longs intervalles pour cesser ensuite. C'est contre la diathèse arthritique, contre la prédisposition innée ou acquise qu'ils luttent, ainsi que le voulait Bazin. C'est donc une action préventive, indirecte qu'il faut leur reconnaître.

CONCLUSIONS

1° *L'éther et l'essence de térébenthine, soit isolément, soit associés dans les proportions indiquées par Durande, et le chloroforme, sont les dissolvants des calculs biliaires. Ces médicaments ont donc une action directe sur la cholélithiase.*

2° *Les alcalins, soit en solution, soit sous forme d'eaux minérales naturelles (Vichy, Vals, etc.), ne désagrègent point les concrétions contenues dans les voies biliaires, mais en alcalinisant la bile, elles empêchent le dédoublement des sels biliaires et la précipitation de la cholestérine et de la bilirubine. Ils ont donc dans la cholélithiase une action indirecte, préventive, antidiathésique.*

Cusset, Imprimerie Nouvelle, Simon Fumoux.

www.ingramcontent.com/pod-product-compliance
Ingram Content Group UK Ltd.
Pitfield, Milton Keynes, MK11 3LW, UK
UKHW031959260826
14628UKWH00005B/2172

9 782019 669409